中医四小经典口袋书

U0137498

《濒湖脉学》

白话解口袋书

张大明　编著

中原农民出版社

·郑州·

图书在版编目(CIP)数据

《濒湖脉学》白话解口袋书 / 张大明编著. —郑州:
中原农民出版社,2016.3(2020.1 重印)
(中医四小经典口袋书)
ISBN 978 - 7 - 5542 - 1383 - 4

Ⅰ.①濒… Ⅱ.①张… Ⅲ.①脉学-中国-明代 ②《濒湖脉学》-译文 Ⅳ.①R241.1

中国版本图书馆 CIP 数据核字(2016)第 021760 号

《濒湖脉学》白话解口袋书
BINHUMAIXUE BAIHUAJIE KOUDAISHU

出版:中原农民出版社
地址:河南省郑州市经五路 66 号　　**邮编:**450002
网址:http://www.zynm.com　　**电话:**0371 - 65751257
发行:全国新华书店
承印:河南育翼鑫印务有限公司

投稿邮箱:zynmpress@sina.com
医卫博客:http://blog.sina.com.cn/zynmcbs
策划编辑电话:0371 - 65788653　　**邮购热线:**0371 - 65724566

开本:890mm×1240mm　　1/64
印张:0.75
字数:16 千字
版次:2016 年 3 月第 1 版　　**印次:**2020 年 1 月第 5 次印刷

书号:ISBN 978 - 7 - 5542 - 1383 - 4　　**定价:**3.00 元
本书如有印装质量问题,由承印厂负责调换

前言

　　中医诊病讲求"望闻问切"四诊合参,而脉诊在其中占有相当重要的地位,为中医独特的诊断技艺,有悠久的历史。然自古"脉理精微,其体难辨""在心易了,指下难明"。为讲明脉诊,历代医家著书写文,各有贡献,其中明代医药学家李时珍的《濒湖脉学》为其中出类拔萃者。《濒湖脉学》既博采历代各家之长,提炼归纳,又有个人见解,发展提高了中医脉诊,在中医脉学发展史上占有重要地位。《医学三字经》的作者陈修园称其"颇佳,今医多宗之"。其已经成为学习脉学的必读著作。书中的歌诀形象生动,朗朗上口,易于记诵,俗而不浅,利于初学,故成为中医四小经典之一。

为普及中医知识,本书选取《濒湖脉学》中的精华部分,即 27 脉七言歌诀,做白话解说。白话解说既参考原书的注文,又不拘于注文,力求简明流畅,适合口袋书精简的要求。前面先简要介绍脉诊基础知识,使读者对脉诊先有一大致了解,以有助于对歌诀的理解。本书特别适合中医院校学生及中医初学者、爱好者阅读。

张大明

2016 年 1 月

目录

脉诊基本知识

《濒湖脉学》27脉解说

脉诊基本知识

1.脉诊的部位

脉诊的部位曾有多处,后渐统一到腕部,即"寸口"。以腕后高骨(桡骨茎突)为标记,分为寸、关、尺三部,高骨处为关,关前为寸,关后为尺。两手的寸、关、尺合称六部,分别与脏腑相应。左关候肝胆,右关候脾胃,及膈以下及脐以上部位;左寸候心,右寸候肺胸及头部;两尺候两肾,及脐以下部位。

2.脉诊的方法

定位:先以中指按在关处,然后食指定寸,无名指定尺。

指法:以指压的力度分为举、中、按,轻者为举,重者为按,介于轻重之间为中。以单个用指与整体用指分为单诊与总按。单诊是用一个指头诊脉,以分别诊察寸、关、尺各部。总按是三指齐平,同时诊察,从总体上辨别三部脉象。

3. 脉象构成要素

脉象由8组对立要素构成。

脉位:脉的位置深浅,浅为浮脉,深为沉脉。

脉率:脉的频率,均匀而至,快为数脉,慢为迟脉。

脉长:脉的纵向长度,超过寸、尺为长脉,仅现于寸或关为短脉。

脉宽:宽阔者为大脉,细窄者为细脉。

脉力:有力为实脉,无力为虚脉。

紧张度:脉体绷紧者为弦脉,弛缓者为缓脉。

流利度:脉行流利者为滑脉,涩滞者为

涩脉。

均匀度：节律是否均匀，力度是否一致。

4. 单脉与兼脉

单脉：如浮脉、沉脉、迟脉、数脉等，各脉只表示一种脉象。

兼脉：几种脉象兼合而成者为兼脉，列举所兼而并称之，如沉迟脉、浮数脉、沉细脉、沉细数脉等。其中有些常见固定组合，别有名称，如浮脉、细脉、虚脉兼合而成之脉称为濡脉，由沉脉、实脉、大脉、弦脉、长脉兼合而成之脉称为牢脉。

脉的可兼与不可兼：每一组要素内两相对立的脉象不可兼，如沉脉与浮脉，数脉与迟脉，滑脉与涩脉。与其他组内的脉皆可兼，组成多种兼脉，如沉迟、浮数、浮滑数等。

《濒湖脉学》27脉解说

1. 浮脉

体状诗

浮脉惟从肉上行　　如循榆荚似毛轻

三秋得令知无恙　　久病逢之却可惊

解说：浮脉只是在肌肤的表面搏动，好像摸着榆钱或羽毛那样轻浮，还像按压葱管，稍压即可摸到，再压则感觉空虚。三秋之时阳气升浮，脉也相应见浮，与时令相符，是为正常；而诊得久病之人浮脉，则有可能是虚阳外浮，病情危重。

相类诗

浮如木在水中浮　　浮大中空乃是芤

拍拍而浮是洪脉　　来时虽盛去悠悠

浮脉轻平似捻葱　　虚来迟大豁然空

浮而柔细方为濡　　散似杨花无定踪

解说:浮脉如同木头浮在水面。脉浮而宽,中心空虚的是芤脉。洪脉浮而搏动有力,如洪水拍岸,来时盛大,去则衰减。浮脉轻缓平和,如同捻葱。虚脉迟缓而宽,按之空豁无底力。浮而柔软细小的是濡脉。散脉则如杨花随风飘散不定,散漫无力。

主病诗

浮脉为阳表病居　　迟风数热紧寒拘

浮而有力多风热　　无力而浮是血虚

解说:浮脉属于阳脉,多主表证,浮而兼迟缓多为外风侵表,脉浮而快常为风热,浮紧并见多为风寒。脉浮有力常示外感风热,脉浮无力血虚为多。

分部诗

寸浮头痛眩生风　　或有风痰聚在胸

关上土衰兼木旺　　尺中溲便不流通

解说:寸脉浮表示上焦病变,如头痛、眩

晕、中风,或是有风痰聚积在胸中。关脉浮主脾土衰弱肝木偏旺。尺脉浮则为下焦病变,或见二便不通。

2.沉脉

体状诗

水行润下脉来沉　筋骨之间软滑匀

女子寸兮男于尺　四时如此号为平

解说:脉位深沉在筋骨之间,搏动均匀柔滑如水行趋下。女子寸部及男子尺部多呈现沉脉,一年四季如此也属正常。

相类诗

沉帮筋骨自调匀　伏则推筋着骨寻

沉细如绵真弱脉　弦长实大是牢形

解说:沉脉位置尚在筋骨之间,伏脉则要推筋着骨才能寻到。脉沉而细,柔软如绵的是弱脉;脉沉而兼弦、长、实、大的是牢脉。

主病诗

沉潜水蓄阴经病　数热迟寒滑有痰

无力而沉虚与气　沉而有力积并寒

解说:沉脉表示水停在阴经,沉数里热,沉迟里寒,沉滑主有痰。沉而无力显示阳虚或气陷,沉而有力多为积滞与里有实寒。

分部诗

寸沉痰郁水停胸　关主中寒痛不通

尺部浊遗并泄痢　肾虚腰及下元痌

解说:寸脉沉主痰郁及水停在胸中,关脉沉往往是中寒,常常气滞不通疼痛。尺脉沉多主肾虚,可见淋浊、遗精、腹泻、腰痛等下焦疾病。

3. 迟脉

体状诗

迟来一息至惟三　阳不胜阴气血寒

但把浮沉分表里　消阴须益火之原

解说:一次呼吸的时间,脉搏搏动三次以下是为迟脉,这是由于阳弱不胜阴寒,不能宣通温运导致。对于尺脉要辨明浮沉,分清表里。消除阴寒须温阳益火,从本而治。

相类诗

脉来三至号为迟　　小快于迟作缓持

迟细而难知是涩　　浮而迟大以虚推

解说:一次呼吸之间脉跳三次的称为迟脉,比迟脉稍快的是缓脉。迟脉兼细,来往艰涩是为涩脉;浮浅而慢,无力搏动的是虚脉。

主病诗

迟司脏病或多痰　　沉痼癥瘕仔细看

有力而迟为冷痛　　迟而无力定虚寒

解说:迟脉主司脏病或者痰饮为病。若兼沉脉则主积块等顽疾。有力而迟常是寒实,或伴疼痛;迟而无力的,多是虚寒。

分部诗

寸迟必是上焦寒　关主中寒痛不堪

尺是肾虚腰脚重　溲便不禁疝牵丸

解说：寸脉迟主上焦有寒的病变。关脉迟主中焦脾胃有寒，脘胁疼痛。尺脉沉多主肾虚，而见腰脚沉重，二便失禁，疝气疼痛。

4. 数脉

体状诗

数脉息间常六至　阴微阳盛必狂烦

浮沉表里分虚实　惟有儿童作吉看

解说：数脉在一呼一吸之间常达六次。

数脉主热，阴衰阳亢常致心烦狂躁。对数脉要仔细体察浮沉与力度，以分辨表里虚实。只有儿童的数脉才能作为吉象来看。

相类诗

数比平人多一至　紧来如索似弹绳

数而时止名为促　数见关中动脉形

解说：数脉比常人多一至。紧脉脉体紧绷好似弹绳。脉数而不定时间歇止，名为促脉。如果脉数而短，局限在关部，则称为动脉。

主病诗

数脉为阳热可知　　只将君相火来医
实宜凉泻虚温补　　肺病秋深却畏之

解说：数脉为阳脉主热盛，心火及肾火的症状常常比较突出，对实火宜用凉药泻火，而治疗虚火则要用温药引火归原或甘温除热。对于肺热阴虚的疾病，在深秋时最怕诊得数脉，因此时秋燥可加重肺经燥热。

分部诗

寸数咽喉口舌疮　　吐红咳嗽肺生疡
当关胃火并肝火　　尺属滋阴降火汤

解说：寸脉数多见咽喉肿疼、口舌生疮及咳嗽吐血、肺生脓疡。右关数常见胃火盛，左关数多是肝火旺。尺脉数为肾阴虚火旺,当服滋阴降火之类的方药。

5. 滑脉

体状相类诗

滑脉如珠替替然　往来流利却还前

莫将滑数为同类　数脉惟看至数间

解说:滑脉往来圆滑流利顺畅,如同滚珠般交替不断。不要将数脉看作滑脉的同类,数脉只以搏动的次数判断。

主病诗

滑脉为阳元气衰　痰生百病食生灾

上为吐逆下蓄血　女脉调时定有胎

解说:滑脉属于阳脉,主元气衰微,痰饮食积转生百病,还主呕吐与蓄血。女性出现滑脉而没有疾病可能是怀孕。

分部诗

寸滑膈痰生呕吐　吞酸舌强或咳嗽

当关宿食肝脾热　渴痢㿉淋看尺部

解说：寸脉滑主胸膈及以上病变，如咳嗽、吐痰、呕吐、泛酸、舌体僵硬。关脉滑主宿食不消，肝脾郁热。而消渴、痢疾、疝气等病的患者，尺部多见滑脉。

6.涩脉

体状诗

细迟短涩往来难　散止依稀应指间

如雨沾沙容易散　病蚕食叶慢而艰

解说：涩脉细小迟慢而且短，往来涩滞艰难，散漫不齐，似有似无，好像被雨水黏结的沙团，轻轻一按就散，又像那患病的蚕吃桑叶，缓慢而艰难。

相类诗

参伍不调名曰涩　轻刀刮竹短而难

微似秒芒微软甚　浮沉不别有无间

解说：脉来参差错杂，不均匀的称为涩脉，如同轻刀刮竹，短滞断续，不能流畅。微脉细小而软,好似禾芒,或浮或沉在若有若无之间,不耐重按。

主病诗

　　涩缘血少或伤精　　反胃亡阳汗雨淋
　　寒湿入营为血痹　　女人非孕即无经

　　解说:形成涩脉的原因在于阴血亏虚或精气耗伤,不能充盈脉道;或者由于反胃呕吐,或大汗淋漓,阳气损伤。涩脉主寒湿侵入营血发为血痹。女性脉涩,或者血少闭经,或者怀孕时气血不足。

分部诗

　　寸涩心虚痛对胸　　胃虚胁胀察关中
　　尺为精血俱伤候　　肠结溲淋或下红

　　解说:寸脉涩对应胸部的疾病,如心脏气血虚少而心悸心痛。关脉涩主中焦胃气虚弱,还主肋胁胀满或疼痛。尺脉涩主候精血俱伤,淋浊,便秘或便血。

7. 虚脉

体状相类诗

举之迟大按之松　脉状无涯类谷空
莫把芤虚为一例　芤来浮大似慈葱

解说：虚脉宽大而迟缓，按之松软无力，它的状态好像没有边际的空谷。不要把芤脉与虚脉相混淆，芤脉虽然也浮大，却是外坚中空，如同葱管。

主病诗

脉虚身热为伤暑　自汗怔忡惊悸多
发热阴虚须早治　养营益气莫蹉跎

解说：虚脉为气虚不足之脉，主多种虚弱性的病症，如自汗、怔忡、惊悸等，而在夏季如兼有身热，则多为伤暑。对于阴虚发热之证，须及早用养阴益气之法治疗。

分部诗

血不荣心寸口虚　关中胃胀食难舒

骨蒸痿痹伤精血　　却在神门两部居

解说：血亏不能荣养心脉则寸口脉虚。关脉虚表示中焦气虚，主候腹胀，消化不良。如果左右尺部候得虚脉，多见骨蒸潮热，四肢疼痛或痿软无力，精血亏虚。

8. 实脉

体状诗

浮沉皆得大而长　　应指无虚幅幅强

热蕴三焦成壮火　　通肠发汗始安康

解说：实脉不论浮取沉取都宽大而长，坚实有力，表示实热蕴积在三焦，苦寒攻下或发汗散热才能安康。

相类诗

实脉浮沉有力强　　紧如弹索转无常

须知牢脉帮筋骨　　实大微弦更带长

解说：实脉不论浮沉都坚实有力，紧脉如紧绷的绳索，弹跳转动无常。牢脉虽然也实也大,微带弦象脉也长,而它却是沉着筋骨,重按才能触及。

主病诗

实脉为阳火郁成　发狂谵语吐频频

或为阳毒或伤食　大便不通或气疼

解说:实脉属阳脉,多由邪火热郁结形成,多表现为发狂、谵语、频繁呕吐,或者阳热毒疮,或者内伤食滞,还可能是大便不通或气郁疼痛。

分部诗

寸实应知面热风　咽疼舌强气填胸

当关脾热中宫满　尺实腰肠痛不通

解说:寸脉实应当知晓上部头面风热正盛,咽喉疼痛,舌强语涩,胸闷胸痛。关脉实主中焦脾胃有热,腹满疼痛。尺脉实主腰腹胀痛,大便不通。

9. 长脉

体状相类诗

过于本位脉名长　弦则非然但满张

弦脉与长争较远　良工尺度自能量

解说：长脉的特点是脉位较长，前超出寸后超出尺，而弦脉则是脉体饱满紧张，无柔和之象，两脉的区别在于脉的长度，高明的医生自能衡量。

主病诗

长脉迢迢大小匀　反常为病似牵绳

若非阳毒癫痫病　即是阳明热势深

解说：长脉柔和悠长而大小匀，如同摸长竿的末梢，如果好似拉紧的绳索那样紧张，则是有病的脉象，或是阳毒或为癫痫，或是阳明高热，大便不通。

10. 短脉

体状相类诗

两头缩缩名为短　　涩短迟迟细且难

短涩而浮秋喜见　　三春为贼有邪干

解说：寸尺两头回缩，既不满于寸又不满于尺的，名为短脉。而涩脉是既缩短而又迟涩，细小艰难。秋季收敛，相应脉短涩而浮，天人相应二者谐调，所以见之可喜；反之，三春时节阳气升发，脉应长弦，而若脉不长反短，则可能贼邪来侵犯。

主病诗

短脉惟于尺寸寻　　短而滑数酒伤神

浮为血涩沉为痞　　寸主头痛尺腹痛

解说：短脉的特点是尺部和寸部都不能充满，脉短而滑数常是饮酒多而伤神。短而兼浮为血少，兼沉脉则为痞满。寸部短脉主头痛，尺部短脉主腹痛。

11. 洪脉

体状诗

脉来洪盛去还衰　满指滔滔应夏时
若在春秋冬月分　升阳散火莫狐疑

解说:洪脉来势盛大如洪水,而去势衰减如退潮。脉体宽大满指滔滔,正和夏时的阳气充盛相应。而如果在春秋诊得洪脉,必是阳热过盛;在冬季则是寒抑阳气,火热内郁,应当升阳散火,不必迟疑。

相类诗

洪脉来时拍拍然　去衰来盛似波澜
欲知实脉参差处　举按弦长愊愊坚

解说:洪脉来时如洪水拍岸,去则势衰。实脉与洪脉的不同之处在于实脉轻按重按都弦硬有力,不像洪脉那样来盛去衰。

主病诗

脉洪阳盛血应虚　相火炎炎热病居

胀满胃翻须早治　　阴虚泄痢可踌躇

解说:洪脉表示阳热亢盛,多见于热病,主阴血虚少,相火炽盛。热邪在胃引发的腹胀呕吐必须早治,而阴虚泄泻常是虚实错杂,所以需要慎重施治。

分部诗

寸洪心火上焦炎　　肺脉洪时金不堪

肝火胃虚关内察　　肾虚阴火尺中看

解说:寸脉洪大主上焦火盛,多见心火上炎,口干咽痛,口舌生疮。若是肺热咳血,元气已伤,脉洪而沉取无根,表示病情严重。关脉洪大主肝火亢盛胃气受损。迟脉洪大主肾阴虚火偏旺。

12.微脉

体状相类诗

微脉轻微瀲瀲乎　　按之欲绝有如无

微为阳弱细阴弱　　细比于微略较粗

解说：微脉轻软力微，如物在水面漂浮，按之欲绝，似有似无。微脉为阳气弱，细脉为阴血虚。细脉比微脉还略粗。

主病诗

气血微兮脉亦微　　恶寒发热汗淋漓
　男为劳极诸虚候　　女作崩中带下医

解说：脉候气血，气血阴阳亏虚，不能充盈脉道，脉故相应见微。阳虚不温则恶寒，阴虚生热则发热，气虚不固则大汗淋漓。在男性多为过度劳损，各种亏虚；在女性则多见崩漏白带等证。

分部诗

寸微气促或心惊　　关脉微时胀满形
　尺部见之精血弱　　恶寒消瘅痛呻吟

解说：寸脉微主肺气不足，气短难续或心虚惊悸。关脉微时多见脾虚不能运化的胀满。尺部脉微主精血亏少，多有阳虚恶寒、消渴、少腹疼痛等证。

13.紧脉

体状诗

举如转索切如绳　脉象因之得紧名

总是寒邪来作寇　内为腹痛外身疼

解说：紧脉脉体绷急，左右弹指，如按在转动的绳索上。多是由于寒邪凝滞、经络不通而形成，在内为腹痛，在外为身疼。

相类诗

见弦脉、实脉。

主病诗

紧为诸痛主于寒　喘咳风痫吐冷痰

浮紧表寒须发越　紧沉温散自然安

解说：紧脉主多种疼痛症状与寒证，肺寒咳喘，痰质清稀，及肢体受寒挛缩。浮紧为表有寒，应当辛温发汗；紧沉为里有寒，宜于温热散寒。

分部诗

寸紧人迎气口分　当关心腹痛沉沉

尺中有紧为阴冷　定是奔豚与疝疼

解说：寸脉分左右，左为人迎，右为气口，左候心，右候肺。关脉紧主脘腹寒痛。尺脉紧为下焦有寒，或是奔豚上冲，或是疝气作疼。

14. 缓脉

体状诗

缓脉阿阿四至通　柳梢袅袅飐轻风

欲从脉里求神气　只在从容和缓中

解说：缓脉一息四至，稍快于迟脉，如同袅袅轻风拂过柳梢那样柔和舒缓，脉中的神气就体现在这从容和缓之中。

相类诗

见迟脉。

主病诗

缓脉营衰卫有余　或风或湿或脾虚

上为项强下痿痹　分别浮沉大小区

解说：浮缓脉主营弱卫强之营卫不和，感受风邪或脾虚湿盛，在上可见颈项强硬，在下可见痿病或痹病。具体还要结合脉的浮沉大小，以进一步深入诊察。

分部诗

寸缓风邪项背拘　关为风眩胃家虚

神门濡泄或风秘　或是蹒跚足力迂

解说：寸脉浮缓主太阳伤风，项背拘紧不利。左关脉候肝，缓为邪干肝经，头晕目眩；右关属胃，缓为脾胃虚弱，运化不及。尺脉缓示肾阳虚不能暖脾，或者濡泄或者津枯便秘，或是肝肾亏损，筋骨痿弱，行走蹒跚无力。

15. 芤脉

体状诗

芤形浮大软如葱　　边实须知内已空

火犯阳经血上溢　　热侵阴络下流红

解说:芤脉浮大而软,犹如葱管。从中部空而边实的脉象,可以推知内里已空虚。多是因为火热侵犯阳经而迫血上溢,或咳血,或吐血,或见衄血;如火热下侵阴经,则下部出血,或尿血,或便血,或崩漏。

相类诗

中空旁实乃为芤　　浮大而迟虚脉呼

芤更带弦名曰革　　芤为失血革血虚

解说:中部空虚旁边充实的脉称为芤脉,浮大而迟的脉称为虚脉,芤脉中又带有弦象的名为革脉。芤脉主候失血,而革脉主候血虚。

主病诗

寸芤积血在于胸　关里逢芤肠胃痈

尺部见之多下血　赤淋红痢漏崩中

解说：寸脉芤主胸中瘀血，关脉芤主胃肠生痈，尺部脉芤多有下血之证，如尿血、赤痢、崩漏等。

16.弦脉

体状诗

弦脉迢迢端直长　肝经木旺土应伤

怒气满胸常欲叫　翳蒙瞳子泪淋浪

解说：弦脉平直而长，脉体紧张，主肝木过强而脾土被克伤，表现为胸满易怒，常想叫喊发泄，目生翳膜，眼泪汪汪。

相类诗

弦来端直似丝弦　紧则如绳左右弹

紧言其力弦言象　牢脉弦长沉伏间

解说：弦脉直而长犹如琴弦，紧脉比弦

脉更为绷急,如绳绞紧,左右弹指。紧表示脉的力度,弦表示脉的形象。如果脉弦且沉伏于筋骨间,则称为牢脉。

主病诗

弦应东方肝胆经　　饮痰寒热疟缠身

浮沉迟数须分别　　大小单双有重轻

解说:弦脉对应肝胆经,在五行属东方,主候痰饮为病,寒热往来疟疾缠身。对于弦脉的浮沉、迟数、大小、单双要分清,以区别病情的轻重。

分部诗

寸弦头痛膈多痰　　寒热癥瘕察左关

关右胃寒心腹痛　　尺中阴疝脚拘挛

解说:寸脉弦主头痛,胸膈痰饮为患。左关部弦,主寒热交替,癥瘕积块。右关脉弦主胃脘有寒,心腹疼痛。尺脉弦主疝气,脚腿拘挛。

17. 革脉

体状主病诗

革脉形如按鼓皮　　芤弦相合脉寒虚

女人半产并崩漏　　男子营虚或梦遗

解说：革脉外坚内空如按鼓皮，为芤脉与弦脉相合而成，主候虚寒。女性出现革脉多是流产或者崩漏，男子出现革脉多是血虚或梦遗。

相类诗

见芤脉、牢脉。

18. 牢脉

体状相类诗

弦长实大脉牢坚　　牢位常居沉伏间

革脉芤弦自浮起　　革虚牢实要详看

解说：牢脉是兼脉，弦而兼长兼实兼大，牢脉的脉位常在沉伏之间，而革脉、芤脉、弦

脉浮取可得。革脉主虚证,牢脉主实证,要
详细区别。

主病诗

寒则牢坚里有余　　腹心寒痛木乘脾

疝颓癥瘕何愁也　　失血阴虚却忌之

解说:牢脉主寒实内盛,邪气有余,可见
心脉寒痛、肝木乘脾等证。疝气、癥瘕等实
证脉见牢象,为脉证相应,不必忧愁;而失血
阴虚等虚证病诊得牢脉,则是脉证相逆,所
以忌见牢脉。

19. 濡脉

体状诗

濡形浮细按须轻　　水面浮绵力不禁

病后产中犹有药　　平人若见是无根

解说:濡脉浮而细软,犹如浮在水面的
绵帛,浮取即得,不必重按,主候虚证。病后
产中诊得濡脉,是为脉证相合,犹有药物可

治;如果无病见濡脉,则是无根之脉。

相类诗

浮而柔细知为濡　沉细而柔作弱持

微则浮微如欲绝　细来沉细近于微

解说:浮而柔细的为濡脉,沉而细柔的为弱脉,两者主要区别是脉位浮沉不同。微脉微弱欲绝,比濡脉更为无力;细脉沉而细小,近于微脉。

主病诗

濡为亡血阴虚病　髓海丹田暗已亏

汗雨夜来蒸入骨　血山崩倒湿侵脾

解说:濡脉主多种虚性疾病,如失血、阴虚、髓海不足、骨蒸盗汗、血崩、脾虚生湿等。

分部诗

寸濡阳微自汗多　关中其奈气虚何

尺伤精血虚寒甚　温补真阴可起疴

解说:寸部脉濡主阳虚气微、自汗不止,关部脉濡主气虚,尺部脉濡主伤精、血虚、内寒。滋阴和阳或可转危为安。

20. 弱脉

体状诗

弱来无力按之柔　　柔细而沉不见浮

阳陷入阴精血弱　　白头犹可少年愁

解说：弱脉往来无力，柔弱而细，用力沉取才能按到，浮取则难以触及。主阳衰气陷，精血虚少。老年人见弱脉尚无大碍，中青年人见弱脉则不是佳象。

相类诗

见濡脉。

主病诗

弱脉阴虚阳气衰　　恶寒发热骨筋痿

多惊多汗精神减　　益气调营急早医

解说：弱脉主阴血虚损、阳气衰微，表现为恶寒发热，筋骨痿软，常常惊悸多汗，精神萎靡，应当益气调营，及早治疗。

分部诗

寸弱阳虚病可知　　关为胃弱与脾衰

欲求阳陷阴虚病　　须把神门两部推

解说：寸脉弱可以知晓阳虚为病。关脉弱相应胃虚脾衰。如果想要诊得阳陷阴虚之病，必须在左右尺脉仔细诊察。

21.散脉

体状诗

散似杨花散漫飞　　去来无定至难齐

产为生兆胎为堕　　久病逢之不必医

解说：散脉好似杨花，随风飘浮，上下左右散漫不定，脉去脉来无有定数，不整齐，无规律。产妇见散脉为临产之兆，而孕妇见散脉则为堕胎的先兆。散脉如见于久病患者，则预示正气衰微，预后不佳。

相类诗

散脉无拘散漫然　　濡来浮细水中绵

浮而迟大为虚脉　芤脉中空有两边

解说：散脉至数不齐散漫无根，濡脉浮而细弱，如水上漂的绵帛，虚脉是由浮脉、迟脉、大脉兼合而成，芤脉的特点是中间空两边硬。

主病诗

左寸怔忡右寸汗　溢饮左关应软散

右关软散胕胕肿　散居两尺魂应断

解说：左寸散脉常主怔忡，右寸散脉多主汗证。左关部脉散多主溢饮，右关部软散主足背踝部浮肿。两尺部脉散则主脏气衰微。

22. 细脉

体状诗

细来累累细如丝　应指沉沉无绝期

春夏少年俱不利　秋冬老弱却相宜

解说：细脉虽然细如丝线但连绵不绝，

虽然脉沉而始终不断绝。春夏两季阳发于外，少年人气血充盛，反见细脉为脉证相反，于身体不利；而秋冬之季或老人弱人见细脉，则属于脉证相宜。

相类诗

见微、濡脉。

主病诗

细脉萦萦血气衰　诸虚劳损七情乖

若非湿气侵腰肾　即是伤精汗泄来

解说：细脉因气血衰少不充脉道而细如丝线，主候各种虚损劳伤及七情不调。如果不是湿气侵犯腰肾，就可能是精气损伤，虚汗外泄。

分部诗

寸细应知呕吐频　入关腹胀胃虚形

尺逢定是丹田冷　泄痢遗精号脱阴

解说：呕吐频作的患者多数寸部脉细，

关部脉细主候脾胃虚损,尺脉细的患者常常少腹丹田处虚冷,下元不能固摄而多有腹泻、遗精等病,阴精过度损耗。

23.伏脉

体状诗

伏脉推筋着骨寻　　指间裁动隐然深

伤寒欲汗阳将解　　厥逆脐疼证属阴

解说:伏脉的脉位最深,推筋着骨方能寻到。在伤寒病程中诊得伏脉,预示阳气恢复,将要汗出而解。伏脉还主阴寒沉伏之证,如四肢厥冷、脐部疼痛等。

相类诗

见沉脉。

主病诗

伏为霍乱吐频频　　腹痛多缘宿食停

蓄饮老痰成积聚　　散寒温里莫因循

解说:伏脉主霍乱病,表现为吐泻频繁,

还主宿食停滞的腹痛。水饮停蓄老痰积聚，阻遏阳气，也可能诊得伏脉，应当及时温里散寒，不可拖延。

分部诗

食郁胸中双寸伏　欲吐不吐常兀兀

当关腹痛困沉沉　关后疝疼还破腹

解说：双手的寸脉都伏，为食滞于上，想吐又吐不出，昏沉难受。关脉伏为脘腹疼痛，身困肢重。尺脉伏主疝气疼痛剧烈，如同腹部破裂。

24. 动脉

体状诗

动脉摇摇数在关　无头无尾豆形团

其原本是阴阳搏　虚者摇兮胜者安

解说：动脉是短脉与数脉兼合而成，只在关部摇摇而动，前无头后无尾，形如豆粒。形成动脉的原因是阴阳互搏，虚者摇动，胜者安静。

主病诗

动脉专司痛与惊　汗因阳动热因阴

或为泄痢拘挛病　男子亡精女子崩

解说：动脉专主疼痛与惊恐，还主阳虚自汗，阴虚发热。其他如腹泻、痢疾、拘挛、男子亡精、女子崩漏等病也可诊得动脉。

25. 促脉

体状诗

促脉数而时一止　此为阳极欲亡阴

三焦郁火炎炎盛　进必无生退可生

解说：促脉是脉来急数，不定时停止一下，马上又恢复搏动。促脉表示郁火三焦，阳热极盛，阴将衰竭。若是停搏的次数增加则病情危重，停搏的次数减少则可转危为安。

主病诗

促脉惟将火病医　其因有五细推之

时时喘咳皆痰积　或发狂斑与毒疽

解说：诊得促脉应当按火病医治，其病因有五项，要详细研究。喘咳频繁多因痰积，而发狂、出斑与毒疽多是火热炽盛所致。

26.结脉

体状诗

结脉缓而时一止　浊阴偏盛欲亡阳

浮为气滞沉为积　汗下分明在主张

解说：结脉是脉来迟缓，不定时停止一下，即又恢复搏动，表示浊阴偏盛而阳将衰亡，兼浮脉为气滞，兼沉脉为积滞。治疗或者发汗，或者攻下，要区分明白，确有主张。

相类诗

见代脉。

主病诗

结脉皆因气血凝　老痰结滞苦沉吟

内生积聚外痈肿　疝瘕为殃病属阴

解说：结脉的出现皆是因为气血凝滞，如老痰结滞，内生积聚，外有痈肿，还有疝气、癥瘕等，多数属于阴凝成形之类的疾病。

27.代脉

体状诗

动而中止不能还　复动因而作代看

病者得之犹可疗　平人却与寿相关

解说：代脉是脉搏有规律的歇止，而不能马上恢复，过些时方才恢复搏动。患病的人诊得代脉尚可治疗，平人见代脉却与寿命相关。

相类诗

数而时至名为促　缓止须将结脉呼

止不能回方是代　结生代死自殊途

解说：脉率快而不定时停搏，旋又再搏者为促脉；脉率迟缓而不定时停搏，立即又搏者为结脉；歇止而不能立即恢复搏动的是代脉。结脉病轻，代脉病重，两者差别明显。

主病诗

代脉之因元气衰　腹疼泄痢下元亏

或为吐泻中宫病　女子怀胎三月分

解说：出现代脉的原因是元气衰微，元气衰于下则发生腹痛泻痢，或者呕吐泄泻。此外女子怀胎三月时也可以出现代脉。